Avances en lupus eritematoso sistémico

Epidemiología y clasificación del lupus eritematoso sistémico

Coordinadores
Dr. Ricard Cervera
Dr. Juan Jiménez-Alonso

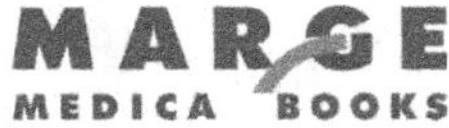

Epidemiología y clasificación del lupus eritematoso sistémico

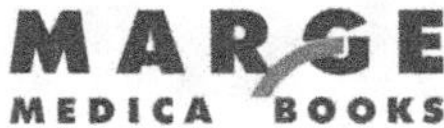

Epidemiología y clasificación del lupus eritematoso sistémico
Coordinadores: Dr. Ricard Cervera, Dr. Juan Jiménez-Alonso
1.ª edición 2008

ISBN edición impresa: 978-84-86684-89-1 / ISBN edición digital: 978-84-16171-50-7
Edición original publicada por ICG Marge, SL, Barcelona, España
Derechos reservados © ICG Marge SL, 2017, incluido el diseño de la cubierta

Segunda edición: Alfaomega Colombiana, SA

© **2020, Alfaomega Colombiana, SA**

© **2008 ICG Marge, SL**
Barcelona, España
marge@margebooks.com
www.margebooks.com

ISBN:

Epidemiología y clasificación del lupus eritematoso sistémico

Ricard Cervera
Servicio de Enfermedades Autoinmunes
Hospital Clínic
Barcelona
rcervera@clinic.ub.es

Lucio Pallarés
Unidad de Enfermedades
Autoinmunes Sistémicas
Servicio de Medicina Interna
Hospital Son Dureta
Palma de Mallorca
mjplp@telefonica.net

1   Introducción

El lupus eritematoso sistémico (LES) es conocido desde hace más de cinco siglos, aunque su denominación ha sufrido diversas variaciones a lo largo de los años debido al mejor conocimiento e individualización de la enfermedad. Con la introducción de los criterios clasificatorios a partir de los años setenta del pasado siglo, se han podido efectuar estudios epidemiológicos que han permitido conocer mejor la incidencia y la prevalencia de esta enfermedad, así como de sus principales manifestaciones clínicas y serológicas y su tasa de supervivencia.[1]

2   Perspectiva histórica

En las primeras descripciones de los siglos XV y XVI se utilizaba el término *lupus* (lesión parecida a la mordedura de lobo) para referirse a unas ulceraciones faciales que se extendían de manera progresiva y destructiva. En el año 1833, Biett individualizó estas lesiones cutáneas de otras parecidas (lupus tuberculoso) e introdujo el término *eritema centrífugo,* que corresponde a la forma discoide de la enfermedad. Veinte años después, Hebra y Cazenave adoptaron por primera vez la denominación *lupus eritematoso* y señalaron el predominio de la enfermedad en el sexo femenino así como la afección articular. Posteriormente, en 1872, Kaposi describió las lesiones faciales «en vespertilio», características de la enfermedad, así como la posibilidad de afectación sistémica grave. Entre 1895 y 1904, Jodassohn en Viena y Osler en Baltimore describieron diversas complicaciones viscerales de la enfermedad y su carácter crónico.

Baehr, Klemperer y Schifrim, en 1935, recogieron una serie de casos con la finalidad de llevar a cabo un análisis clínico y anatomopatológico combinado. En este estudio, que es la descripción más completa de la enfermedad aparecida hasta entonces, surge el concepto de *LES* como enfermedad progresiva y grave, en ocasiones mortal, que afecta principalmente a las mujeres en edad fértil. A partir de 1941, la atención de diversos investigadores se centra de manera especial sobre las manifestaciones sistémicas del LES, tras introducir Klemperer, Pollack y Baehr el concepto de *enfermedad del colágeno* al considerar que el trastorno fundamental de estas afecciones asentaba en el tejido conectivo.

Así se llega a 1948, año en el que tuvo lugar un avance de singular importancia: Hargraves describe la célula LE, uno de los elementos de mayor relevancia en el diag-

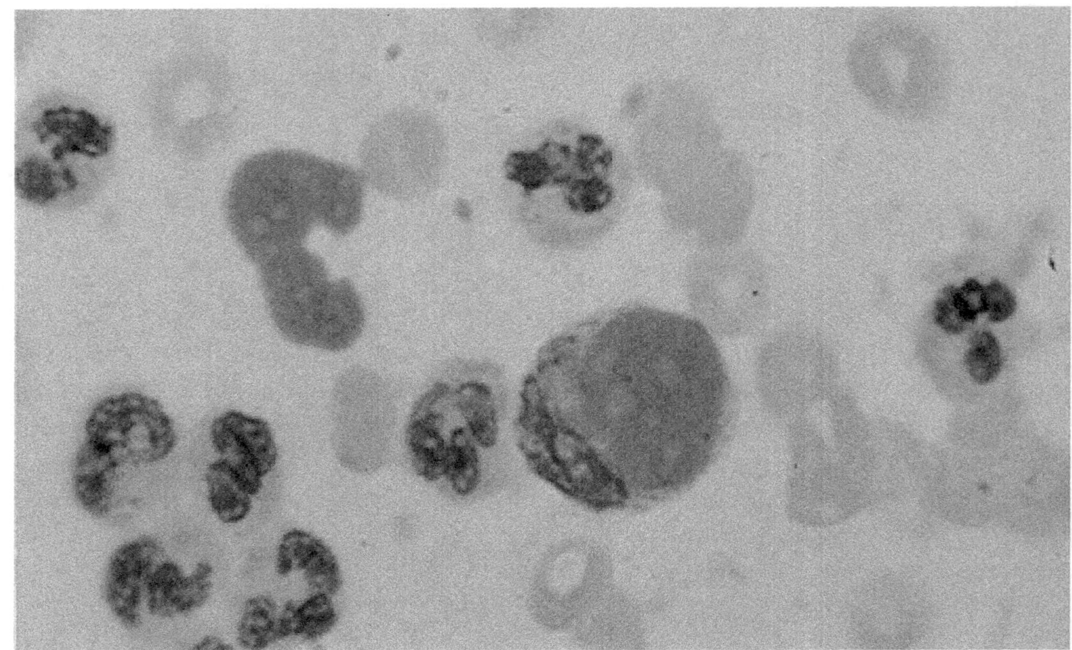

Figura 1. Célula LE.

nóstico de la enfermedad (véase la figura 1). Otro hito importante para el diagnóstico de la enfermedad lo constituyó la determinación por Friou de los anticuerpos antinucleares mediante inmunofluorescencia. A partir de 1960 se empezaron a identificar los anticuerpos dirigidos contra el ADN en pacientes con afección renal o con actividad clínica y una década después se reconocieron diversos anticuerpos dirigidos contra antígenos extraíbles del núcleo (anti-ENA). La descripción en 1980 de los anticuerpos antifosfolipídicos (AAF) ha aumentado el abanico de autoanticuerpos con interés clínico y patogenético que aparecen en esta enfermedad.

Gran parte de las investigaciones sobre el LES en estos últimos años han estado catalizadas por las observaciones y experiencias efectuadas en el laboratorio con modelos animales, especialmente murinos. Asimismo, se han llevado a cabo largos estudios epidemiológicos que han conducido al reconocimiento de la amplia variabilidad clínica y pronóstica de la enfermedad.

3 Clasificación

La heterogeneidad clínica y serológica del LES, junto con la ausencia de cuadros patognomónicos o de pruebas de laboratorio específicas, ha incentivado desde hace años el interés por la elaboración de unos criterios que sean útiles, si no para el diagnóstico de todos los pacientes, al menos para su clasificación de modo uniforme. Ello motivó a un grupo de expertos de la *American Rheumatism Association* (actualmente, *American College of Rheumatology*) a elaborar unos primeros criterios clasificatorios del LES en 1971. Once años más tarde, en 1982, éstos fueron modificados y transformados en unos nuevos criterios que representan un avance notable en la sensibilidad y especificidad diagnóstica del LES.[2] Más recientemente, el mismo grupo de expertos procedió a la sustitución de las células LE por los AAF como criterio serológico (véase la tabla 1).[3] Para la clasificación de un paciente como afectado de LES se requiere la presencia, simultánea o progresiva, de cuatro de los once criterios. Es importante remarcar que estos criterios son clasificadores, pero no deben reemplazar el proceso diagnóstico ante la sospecha del LES ni tampoco el inicio del tratamiento adecuado, aun cuando no se cumplan los cuatro criterios.

1. Eritema malar «en vespertilio».
2. Lesiones cutáneas discoideas.
3. Fotosensibilidad.
4. Aftas orales.
5. Artritis.
6. Serositis (pleuritis o pericarditis).
7. Nefropatía (proteinuria superior a 0,5 g/día o cilindruria).
8. Afección neurológica (convulsiones o psicosis).
9. Alteraciones hematológicas (leucopenia, linfopenia, trombocitopenia o anemia hemolítica).
10. Alteraciones serológicas (anticuerpos anti-ADN nativo, anti-Sm o anticuerpos antifosfolipídicos).
11. Anticuerpos antinucleares.

Tabla 1. Criterios del American College of Rheumatology (ACR) para la clasificación del LES.

4　Epidemiología

Con la introducción de los criterios clasificatorios, son muy abundantes los centros que publican series de 100 o más pacientes con LES, por lo que, en la actualidad, esta enfermedad no sólo ha dejado de ser una rareza clínica, sino que se trata de una afección de diagnóstico relativamente frecuente en el medio hospitalario. Incluso, en determinados países de Extremo Oriente, como China o el sudeste asiático, el LES es una enfermedad muy común, por lo que se ha convertido en la enfermedad autoinmune sistémica más diagnosticada.

Este fenómeno corre paralelo al desarrollo de diversas pruebas diagnósticas inmunológicas, como la determinación de los anticuerpos antinucleares, anti-ADN, anti-ENA o

AAF, lo cual ha permitido describir muchos casos benignos o atípicos, que hubieran pasado inadvertidos durante largo tiempo. La utilización desde 1982 de unos criterios más sensibles para la clasificación del LES también ha permitido detectar más pacientes con esta enfermedad. Sin embargo, es posible que la incidencia y la prevalencia reales del LES sean incluso superiores a las reflejadas en la bibliografía, debido a las dificultades que, en ocasiones, todavía plantea hoy su diagnóstico. Asimismo, la aparición en los últimos años de publicaciones que incluyen series más amplias de pacientes con LES ha hecho surgir la hipótesis de que posiblemente está incrementándose su incidencia. Resulta sugestiva la posibilidad de que ello sea debido, al menos en parte, a factores ambientales. Por ejemplo, es debatible cuál puede ser el efecto de un descenso en el 40 % de la capa de ozono de la atmósfera en el índice de aparición de nuevos casos de LES, enfermedad caracterizada por su sensibilidad a los rayos ultravioleta, los cuales se ha demostrado que incrementan los fenómenos de apoptosis en las células dérmicas.

4.1   *Incidencia y prevalencia en la población general*

4.1.1 *Incidencia*

Las cifras de incidencia del LES en la población general varían según las características de la población estudiada, en función de la edad, el sexo y la raza o la procedencia étnica o

Área (Referencia)	Año de estudio	Incidencia (casos/100.000 habitantes/año)
Nueva York (4)	1965	2
San Francisco (5)	1973	7,6
Baltimore (6)	1977	4,6
Rochester (7)	1979	2,2
Suecia (8)	1982	4,5
Nottingham (10)	1990	4
Islandia (11)	1990	5,8
Pensilvania (12)	1990	2,8
Birmingham (13)	1991	3,8
Rochester (14)	1992	5,8
Wisconsin (27)	2001	5,1
Asturias (28)	2002	2,2
Francia (29)	2004	5
Norte de Portugal (31)	2007	2,3

Tabla 2. Incidencia de aparición del LES en la población general en diversos estudios epidemiológicos llevados a cabo en Europa y Estados Unidos.

nacional.[4-31] En Europa, la incidencia anual descrita oscila entre 2,2 casos/100.000 habitantes en el estudio practicado en Asturias (España)[28] y 5,8 casos en otro estudio efectuado en Islandia.[11] En Estados Unidos, la incidencia anual oscila entre los 2,2 casos/100.000 habitantes descritos en 1979 en el área rural de Rochester (Minnesota)[7] y los 7,6 casos en la ciudad de San Francisco (California)[5] (véase la tabla 2).

4.1.2 Prevalencia

Los diversos estudios sobre prevalencia del LES en la población general también muestran marcadas diferencias. En Europa, los estudios de Hochberg[17] en Inglaterra y el País de Gales (Reino Unido) cifraron en 1982 la prevalencia en 12,5 casos/100.000 habitantes entre las mujeres de todas las edades, que se incrementó a 17,7 casos entre las edades de 15 a 64 años. Los estudios más recientes de Hopkinson *et al*[10] indican una prevalencia de 24,6 casos/100.000 habitantes en Nottingham (Reino Unido) y los de Johnson *et al*[13] de 27,7 casos en Birmingham (Reino Unido). La mayor prevalencia ha sido descrita en Suecia, donde se alcanzaron los 36,3 casos/100.000 habitantes.[8] En España, López *et al*[28] han descrito una prevalencia de 34,1 casos/100.000 habitantes en su estudio elaborado en Asturias en 2002. En Estados Unidos, las prevalencias descritas oscilan entre

Área (Referencia)	Año de estudio	Prevalencia (casos/100.000 habitantes)
Nueva York (4)	1965	14,6
San Francisco (8)	1973	50,8
Finlandia (15)	1978	28
Rochester (7)	1980	40
Inglaterra-Gales (17)	1982	12,5
Suecia (8)	1982	36,3
Hawaii (18)	1989	41,8
Leicester (19)	1989	26,1
Nottingham (10)	1990	24,6
Birmingham (13)	1991	27,7
Irlanda del Norte (20)	1993	25,4
Wisconsin (27)	2001	78,5
Asturias (28)	2002	34,1
Queensland (30)	2003	45,3
Francia (29)	2004	40
Norte de Portugal (31)	2007	18,8

Tabla 3. Prevalencia del LES en la población general en diversos estudios epidemiológicos llevados a cabo en Europa y Estados Unidos.

los 14,6 casos/100.000 habitantes en la ciudad de Nueva York en 1965[4] y los 78,5 casos/100.000 habitantes en Wisconsin según datos de 2001.[27] Los datos de otros continentes son más escasos, pero en un amplio estudio epidemiológico realizado en Japón, Fukase[21] detectó una prevalencia de 18,2 casos/100.000 habitantes y en otro estudio llevado a cabo en Queensland (Australia), Bossingham[30] observó una prevalencia de 45,3 casos/100.000 habitantes en la población general, pero que alcanzaba los 92,8 casos/100.000 habitantes en la población indígena (véase la tabla 3).

Las diferencias en incidencias y prevalencias entre los diferentes estudios pueden ser debidas a diversos motivos:

1. Los criterios de inclusión utilizados.
2. Morbimortalidad diferente por causas socioeconómicas.
3. Diferencias reales por razones genéticas o medioambientales.

4.2 Epidemiología de las manifestaciones clínicas y serológicas

4.2.1 Manifestaciones clínicas e inmunológicas

En las tablas 4 y 5 se describen las prevalencias de las diferentes manifestaciones clínicas e inmunológicas del LES en una serie de 1.000 pacientes procedentes de diversos países europeos (estudio «Euro-Lupus»).[22] La astenia es la manifestación sistémica más habitual y está presente en prácticamente todos los pacientes. La afectación cutánea (eritema malar y fotosensibilidad) y articular son las manifestaciones orgánicas más frecuentes y aparecen en la mayoría de los pacientes. Asimismo, afectaciones potencialmente graves

Manifestación	Prevalencia (%)	Manifestación	Prevalencia (%)
Artritis	84	Síndrome seco	16
Eritema malar	58	Livedo reticularis	14
Fiebre	52	Trombosis	14
Fotosensibilidad	45	Linfadenopatía	12
Nefropatía	39	Lesiones discoides	10
Serositis	36	Miositis	9
Fenómeno de Raynaud	34	Anemia hemolítica	8
Afección neurológica	27	Afección pulmonar	7
Úlceras orales	24	Lesiones cutáneas subagudas	6
Trombocitopenia	22	Corea	2

Tabla 4. Prevalencia de las principales manifestaciones clínicas detectadas en una serie de 1.000 pacientes europeos con LES.[22]

Parámetro	Prevalencia (%)
Anticuerpos antinucleares	96
Anticuerpos anti-DNA nativo	78
Anticuerpos anti-Ro (SSA)	25
Anticuerpos anti-La (SSB)	19
Anticuerpos anti-RNP	13
Anticuepros anti-Sm	10
Factor reumatoide	18
Anticuerpos anticardiolipina IgG	24
Anticuerpos anticardiolipina IgM	13
Anticoagulante lúpico	15

Tabla 5. Prevalencia de las principales alteraciones inmunológicas detectadas en una serie de 1.000 pacientes europeos con LES.[22]

como la renal, serosítica, neurológica y hematológica son también relativamente frecuentes. Similares prevalencias han sido descritas en otras series nacionales de diferentes países europeos y americanos,[23-32] así como en las series españolas.[33]

4.2.2 Edad de inicio de los síntomas

En la mayoría de los pacientes, la sintomatología del LES aparece entre los 15 y los 40 años, con una edad promedio entre los 29 y los 32 años.[22] Sin embargo, el LES puede aparecer en el 8-15 % de los casos en la pubertad (antes de los 15 años) y en un porcentaje similar en edades avanzadas (después de los 55 años) (véase la figura 2).[22-25] Llama la atención en algunos estudios llevados a cabo recientemente en Estados Unidos, países escandinavos y Reino Unido que la edad media del diagnóstico del LES se está elevando hasta los 41-47 años.[6,11,26]

Resulta interesante el hallazgo repetido en diversos estudios de que la edad de inicio de los síntomas puede modificar el espectro clínico e inmunológico con el que se manifiesta el LES. Así, el estudio «Euro-Lupus» objetivó que los pacientes que iniciaban la enfermedad en la infancia presentaban mayor incidencia de nefropatía como manifestación inicial y una menor prevalencia de factor reumatoide, mientras que aquellos pacientes que iniciaban la enfermedad en la edad avanzada presentaban una menor incidencia de eritema malar, artritis y nefropatía como manifestaciones iniciales, lo cual dificultaba su diagnóstico, ya que suelen ser estas manifestaciones las que despiertan la sospecha de LES en los clínicos.[22]

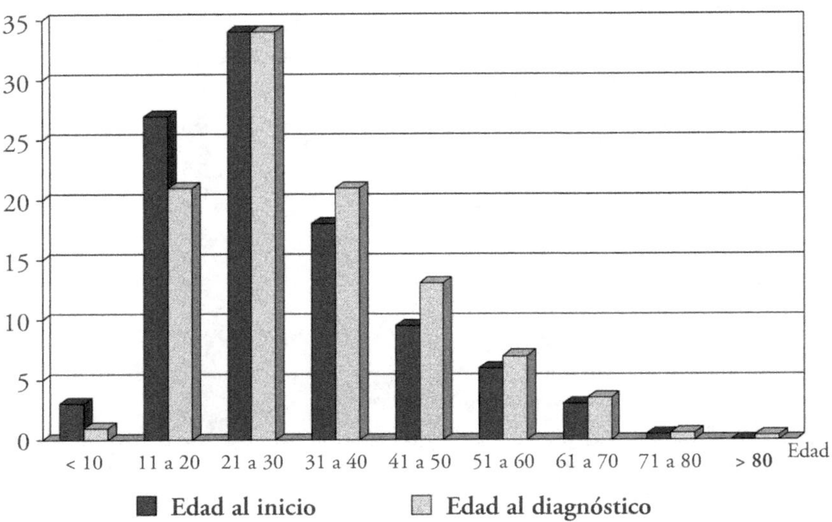

Figura 2. Distribución por décadas de la edad de inicio de la enfermedad en 1.000 pacientes europeos con LES.

4.2.3 Sexo

El LES, al igual que otras enfermedades autoinmunes, se presenta con mayor frecuencia en las mujeres, lo cual queda reflejado de manera patente en todas las grandes series. Así, en la mayor serie norteamericana,[27] con 1.103 pacientes, el 88 % eran de sexo femenino y en la mayor serie europea,[22] con 1.000 pacientes, el 91 % eran también mujeres. En general, este porcentaje oscila entre el 78 y el 96 % en las diversas series y también se mantiene en las series españolas.[28-30] Estos datos indican que la relación mujer/varón es de aproximadamente 10/1.

También se ha observado que el sexo puede modificar el patrón de presentación del LES. Así, se ha detectado una mayor incidencia de serositis como manifestación inicial del LES en los hombres.[22]

4.2.4 Incidencia familiar

Estudios en familiares de enfermos con LES, particularmente en gemelos homocigotos, revelan una incidencia de la enfermedad superior a la esperada por el azar, lo que sugiere la influencia de factores hereditarios en su origen. No obstante, la frecuencia en familiares es baja y oscila, según las series, entre el 3 y el 8 %. Estudios recientes indican que no existen diferencias notorias en las manifestaciones clínicas entre los pacientes con LES que tienen otros familiares afectos (LES familiar) y aquellos que no (LES esporádico).[36]

4.2.5 Influencias étnicas y sociales

Desde hace años se sabe que la prevalencia del LES es superior en determinados grupos étnicos, como las mujeres norteamericanas de raza negra y china.[4] Estos datos han sido confirmados en un estudio reciente efectuado en Birmingham (Reino Unido), donde se ha observado que la prevalencia del LES en mujeres afrocaribeñas es de 206 casos/100.000 habitantes, mientras que en mujeres asiáticas es de 90,6/100.000 y en blancas de 36,2/100.000.[13] En cambio, hasta hace una década, los casos descritos en África o Asia eran escasos. Aunque no se dispone todavía de estadísticas fiables, actualmente se considera que estas diferencias se deben fundamentalmente a las condiciones socioeconómicas que favorecen o dificultan el diagnóstico y tratamiento correctos. Por ejemplo, dado que esta enfermedad afecta sobre todo a mujeres jóvenes, con una edad de inicio de entre los 15 y los 40 años, se comprende que su incidencia sea mayor en países con un rápido crecimiento de su población. Asimismo, en los países o en los grupos sociales con peores condiciones económicas son más frecuentes las formas clínicas más graves.[37]

5　Supervivencia

Diversos estudios han analizado la tasa de supervivencia y las principales causas de muerte en los pacientes con LES.[38-61] A lo largo de los últimos 40 años, la supervivencia de pacientes con LES ha aumentado significativamente. Mientras que estudios llevados a cabo en 1955[51] mostraban un índice de supervivencia de menos del 50 % a los cinco años, estudios más recientes indican que alrededor del 93 % de pacientes con LES sobreviven más de cinco años y el 85 % sobreviven más de 10 años.[52-55] En el estudio «Euro-Lupus» se constató una supervivencia superior a los cinco años en el 95 % de los casos[40] y superior a 10 años en el 93 %,[62] ligeramente superiores a las descritas en los estudios norteamericanos, probablemente debido a un período de observación más reciente (1990-2000) y a un sistema sanitario más homogéneo en Europa. De hecho, ambos factores podrían también redundar en un mejor tratamiento de los pacientes con LES en la presente década (diagnóstico más rápido, tratamientos inmunodepresores utilizados más apropiadamente y avances en la terapia médica en general).

El incremento de la supervivencia en pacientes con LES se ha acompañado de una variación en las causas de muerte.[40,56-59] En 1976, Urowitz *et al*[58] describieron un patrón bimodal de mortalidad, en el que destacaba la actividad inflamatoria como causa principal de muerte en los pacientes con diagnóstico de LES reciente, mientras que las complicaciones cardiovasculares de naturaleza ateromatosa eran la causa más destacable en aquéllos con larga evolución de la enfermedad. En los estudios epidemiológicos más recientes se observa que, aunque cerca de un tercio de los fallecimientos puede atribuirse a la actividad del LES, las complicaciones de la terapia y otras manifestaciones no inflamatorias del LES se están convirtiendo en causas importantes de muerte en estos pacientes. Éste es el caso de los problemas trombóticos relacionados con el síndrome antifosfolipídico, responsable del 27 % de las muertes en el estudio «Euro-Lupus»[40,62] o de patología relacionada con la ateromatosis acelerada que presentan muchos pacientes. Sin embargo, es importante enfatizar que la determinación de la causa de muerte de los pacientes con LES puede ser complicada en muchos casos. La compleja naturaleza de esta enfermedad puede enmascarar o ser enmascarada por otros procesos. Además, muchos pacientes presentan, frecuentemente, complicaciones multisistémicas en sus últimos días de vida, como afectación renal, cardíaca, pulmonar y hematológica, simultáneamente, al igual que otras complicaciones añadidas, como infecciones o yatrogenia.[40]

Diversos estudios[40,47-49,52,54,60-62] han intentado identificar factores pronósticos que puedan afectar la mortalidad en el LES, como el sexo, la edad, la raza o la procedencia étnica o nacional y las condiciones socioeconómicas o culturales. En el estudio prospectivo «Euro-Lupus» se constató que sólo la aparición de nefropatía al inicio de la enfermedad confería un peor pronóstico con una menor probabilidad de supervivencia. Sin embargo, el 92 % de los pacientes con nefropatía al principio del estudio sobrevivieron después de un seguimiento de cinco años[40] (véase la figura 3). Otros estudios efectuados en Estados Unidos han observado que los pacientes de raza negra y aquéllos con peores condiciones socioeconómicas o bajo nivel cultural tienen un curso más agresivo y presentan mayor mortalidad.

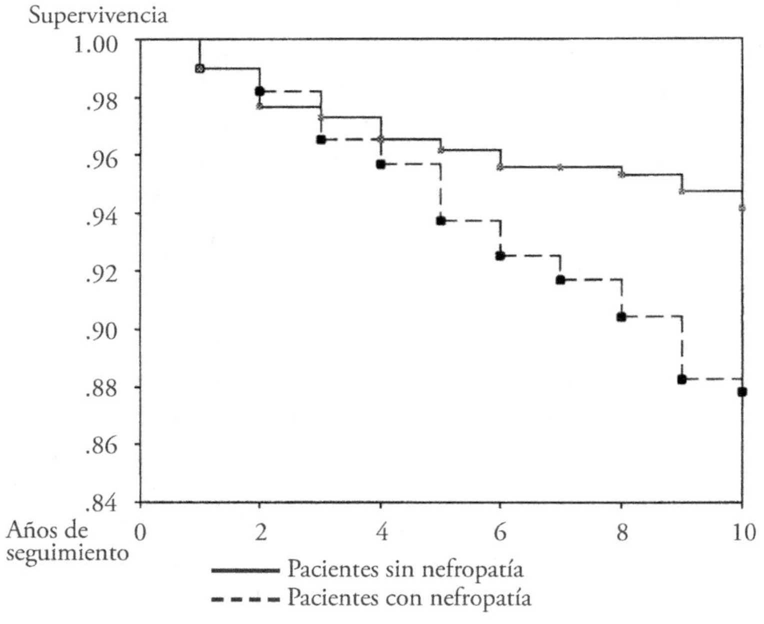

Figura 3.

BIBLIOGRAFÍA

1. Font J, Khamashta MA, Vilardell M. Lupus eritematoso sistémico (2ª edición). MRA Ediciones, Barcelona, 2002.

2. Tan EM, Cohen AS, Fries J, *et al.* The 1982 revised criteria for classification of SLE. Arthritis Rheum 1982; 25: 1271-272.

3. Hochberg MC. Updating the American College of Rheumatology revised criteria for the classification of systemic lupus erythematosus. Arthritis Rheum 1997; 40: 1725.

4. Siegel M, Lee SL. The epidemiology of systemic lupus erythematosus. Semin Arthritis Rheum 1973; 3: 1-54.

5. Fessel WJ. Systemic lupus erythematosus in the community: incidence, prevalence, outcome and first symptoms; the high prevalence in black women. Arch Intern Med 1974; 134: 1027-035.

6. Hochberg MC, Perlmutter SL, Medsger TA, *et al.* Prevalence of self-reported physician-diagnosed systemic lupus erythematosus in the USA. Lupus 1995; 4: 454-56.

7. Michet CJ, McKenna CH, Elveback LR, Kaslow RA, Kurland LT. Epidemiology of systemic lupus erythematosus and other connective tissue diseases in Rochester, Minnesota, 1950 through 1979. Mayo Clin Proc 1985; 60: 105-13.

8. Nived O, Sturfelt G, Wolheim F. Systemic lupus erythematosus in an adult population in southern Sweden: incidence/prevalence and validity of ARA revised criteria. Br J Rheumatol 1985; 24: 147-54.

9. Nossent JC. Systemic lupus erythematosus on the Caribbean island of Curaçao: An epidemiological investigation. Ann Rheum Dis 1992; 51: 1197-201.

10. Hopkinson ND, Doherty M, Powell RJ. Clinical features and race-specific incidence/prevalence rates of systemic lupus erythematosus in a geographically complete cohort of patients. Ann Rheum Dis 1994; 53: 675-80.

11. Gudmundsson S, Steinsson K. Systemic lupus erythematosus in Iceland 1975 through 1984. A nationwide epidemiological study in an unselected population. J Rheumatol 1990; 17: 1162-167.

12. McCarty DJ, Manzi S, Medsger TA Jr, Ramsey-Goldman R, La Porte PE, Kwoh CK. Incidence of systemic lupus erythematosus. Race and gender differences. Arthritis Rheum 1995; 38: 1260-270.

13. Johnson AE, Gordon C, Palmer RG, Bacon PA. The prevalence and incidence of systemic lupus erythematosus in Birmingham, England. Arthritis Rheum 1995; 38: 551-58.

14. Uramoto KM, Michet CJ, Thumboo J, *et al.* Trends in the incidence and mortality of systemic lupus erythematosus (SLE) 1950-1992. Arthritis Rheum 1997; 40 (suppl 9): S161.

15. Helve T. Prevalence and mortality rates of systemic lupus erythematosus and causes of death in SLE patients in Finland. Scand J Rheumatol 1985; 14: 43-6.

16. Meddings J, Grennan DM. The pre-

valence of systemic lupus erythematosus (SLE) in Dunedin. N Z Med J 1980; 91: 205-06.

17. Hochberg M. Prevalence of systemic lupus erythematosus in England and Wales, 1981-82. Ann Rheum Dis 1987; 46: 664-66.

18. Maskarinec G, Katz AR. Prevalence of systemic lupus erythematosus in Hawaii: Is there a difference between ethnic groups? Hawaii Med J 1995; 54: 406.

19. Samanta A, Roy S, Feehally J, Symmons D. The prevalence of diagnosed systemic lupus erythematosus in whites and Indian Asian immigrants in Leicester City, UK. Lupus 1992; 1 (suppl): 123.

20. Gourley IS, Patterson CC, Bell AL. The prevalence of systemic lupus erythematosus in Northern Ireland. Lupus 1997; 6: 399-403.

21. Fukase M. The epidemiology of systemic lupus erythematosus in Japan. En: Fukase M (Ed). Systemic lupus erythematosus. University Park Press, Baltimore 1980; pg. 3-10.

22. Cervera R, Khamashta MA, Font J, *et al.* Systemic lupus erythematosus: Clinical and immunological patterns of disease expression in a cohort of 1000 patients. Medicine (Baltimore) 1993; 72: 113-24.

23. Font J, Pallarés L, Cervera R, *et al.* Systemic lupus erythematosus in the elderly: clinical and immunological characteristics. Ann Rheum Dis 1991; 50: 702-05.

24. Nepom BS, Schaller JG. Childhood systemic lupus erythematosus. Prog Clin Rheumatol 1984; 1: 33-69.

25. Ting CK, Hsieh KH. A long term immunological study of childhood onset systemic lupus erythematosus. Ann Rheum Dis 1992; 51: 45-51.

26. Jonsson H, Nived O. Estimating the incidence of systemic lupus erythematosus in a defined population using multiple sources of retrieval. Br J Rheumatol 1990; 29: 185-88.

27. Naleway AL, Davis ME, Greenlee RT, Wilson DA, McCarty DJ. Epidemiology of systemic lupus erythematosus in rural Wisconsin. Lupus 2005; 14: 862-66.

28. López P, Mozo L, Gutiérrez C, Suárez A. Epidemiology of systemic lupus erytheamtosus in a northern Spanish population: gender and age influence on immunological features. Lupus 2003; 12: 860-63.

29. Piette JC, Papo T, Amoura Z, Godeau P. Lupus erythematosus systemique. Traité de Medicine. 4ª ed. París, 2004.

30. Bossingham D. Systemic lupus erythematosus in the far north of Queensland. Lupus 2003; 12: 327-31.

31. Vasconcelos C. Epidemiologia clínica do lupus eritematoso sistémico. Tesis Doctoral. Oporto, 2007.

32. Ginzler EM, Diamond HS, Weiner M, *et al.* A multicenter study of outcome in systemic lupus erythematosus. Arthritis Rheum 1982; 25: 601-17.

33. Font J, Pallarés L, Cervera R, *et al.* Lupus eritematoso sistémico: estudio clí-

nico e inmunológico de 300 pacientes. Med Clin (Barc) 1993; 100: 601-05.

34. Villar J, Sánchez de Cos J, Pachón J, *et al.* Lupus eritematoso diseminado. Valoración de las manifestaciones clínicas y biológicas en 54 casos. Rev Clin Esp 1980; 159: 21-6.

35. Cabré J, Pedreira JD, Esteban R, Martín C, Martínez-Vázquez JM. Manifestaciones clínicas, biológicas y evolutivas del lupus eritematoso sistémico. Med Clin (Barc) 1977; 68: 223-28.

36. Michel M, Johanet C, Meyer C, *et al.* Familial lupus erythematosus: Clinical and immunological features of 125 multiplex families. Medicine (Baltimore) 2001; 80: 153-58.

37. Symmons DPM. Frequency of lupus in people of African origin. Lupus 1995; 4: 176-78.

38. Gladman DD. Prognosis and treatment of systemic lupus erythematosus. Curr Op Rheumatol 1996; 8: 430-37.

39. Boumpas DT, Fessler BJ, Austin HA III, Balow JE, Klippel JH, Lockshin MD. Systemic lupus erythematosus: Emerging Concepts. Part 2: Dermatologic and joint disease, the antiphospholipid syndrome, pregnancy and hormonal therapy, morbidity and mortality, and pathogenesis. Ann Intern Med 1995; 123: 42-53.

40. Cervera R, Khamashta MA, Font J, Sebastiani GD, Gil A, Lavilla P, *et al.* Morbidity and mortality in systemic lupus erythematosus. A multicenter prospective study of 1,000 patients. Medicine (Baltimore) 1999; 78: 167-75.

41. Vlachoyiannopoulos PG, Karassa FB, Karakostas KX, Drosos AA, Moutsopoulos HM. Systemic lupus erythematosus in Greece. Clinical features, evolution and outcome: a descriptive analysis of 292 patients. Lupus 1993; 2: 303-12.

42. Swaak AJ, Nossent J, Bronsveld W, *et al.* Systemic lupus erythematosus: I. Outcome and survival: Dutch experience with 110 patients studied prospectively. Ann Rheum Dis 1989; 48: 447-54.

43. Ward MM, Pyun E, Studenski S. Long-term survival in systemic lupus erythematosus. Patient characteristics associated with poorer outcomes. Arthritis Rheum 1995; 38: 274-83.

44. Ward MM, Pyun E, Studenski S. Causes of death in systemic lupus erythematosus. Long-term followup of an inception cohort. Arthritis Rheum 1995; 38: 1492-499.

45. Abu-Shakra M, Urowitz MB, Gladman DD, Gough J. Mortality studies in systemic lupus erythematosus. Results from a single center. II. Predictor variables for mortality. J Rheumatol 1995; 22: 1265-270.

46. Drenkard C, Villa AR, Alarcón-Segovia D, Pérez-Vázquez ME. Influence of the antiphospholipid syndrome in the survival of patients with systemic lupus erythematosus. J Rheumatol 1994; 21: 1067-072.

47. Wallace DJ, Podell T, Weiner J, Klinenberg JR, Forouzesh S, Dubois EL. Systemic lupus erythematosus: experience with 609 patients. JAMA 1981; 245: 934-38.

48. Ginzler EM, Diamond HS, Weiner M, *et al.* A multicenter study of outcome

in systemic lupus erythematosus. I. Entry variables as predictors of prognosis. Arthritis Rheum 1982; 25: 601-11.

49. Studenski S, Allen NB, Caldwell DS, Rice JR, Polisson RP. Survival in systemic lupus erythematosus: a multivariate analysis of demographic factors. Arthritis Rheum 1987; 30: 1326-332.

50. Karlson EW, Daltroy LH, Lew RA, *et al.* The relationship of socioeconomic status, race, and modifiable risk factors to outcomes in patients with systemic lupus erythematosus. Arthritis Rheum 1997; 40: 47-56.

51. Merrell M, Shulman LE. Determination of prognosis in chronic disease, illustrated by systemic lupus erythematosus. J Chron Dis 1955; 1: 12-32.

52. Pistiner M, Wallace DJ, Nessim S, Metzger AL, Klineberg JR. Lupus erythematosus in the 1980s: A survey of 570 patients. Semin Arthritis Rheum 1991; 21: 55-64.

53. Gripenberg M, Helve T. Outcome of systemic lupus erythematosus. A study of 66 patients over 7 years with special reference to the predictive value of anti-DNA antibody determination. Scand J Rheumatol 1991; 20: 104-09.

54. Seleznick MJ, Fries JF. Variables associated with decreased survival in systemic lupus erythematosus. Semin Arthritis Rheum 1991; 21: 73-80.

55. Abu-Shakra M, Urowitz MB, Gladman DD, Gough J. Mortality studies in systemic lupus erythematosus. Results from a single center. I. Causes of death. J Rheumatol 1995; 22: 1259-264.

56. Kellum RE, Hasericke JR. Systemic lupus erythematosus, a statistical evaluation of mortality based on a consecutive series of 229 patients. Arch Intern Med 1964; 113: 200-07.

57. Estes D, Christian C. The natural history of systemic lupus erythematosus by prospective analysis. Medicine (Baltimore) 1971; 50: 85-95.

58. Urowitz MB, Bookman AAM, Koehler BE, Gordon DA, Smythe HA, Ogryzlo MA. The bimodal mortality pattern of systemic lupus erythematosus. Am J Med 1976; 60: 221-25.

59. Rubin LA, Urowitz MB, Gladman DD. Mortality in systemic lupus erythematosus: the bimodal pattern revisited. Q J Med 1985; 55: 87-98.

60. Reveille JD, Bartolucci A, Alarcón GS. Prognosis in systemic lupus erythematosus. Negative impact of increasing age at onset, black race, and thrombocytopenia, as well as causes of death. Arthritis Rheum 1990; 33: 37-48.

61. Fries JF, Weyl S, Hellman HR. Estimating prognosis in disease activity. Am J Med 1974; 57: 561-66.

62. Cervera R, Khamashta MA, Font J, *et al.* Morbidity and mortality in systemic lupus erythematosus during a 10-year period. A comparison of early and late manifestations in a cohort of 1,000 patients. Medicine (Baltimore) 2003; 82: 299-308.

www.ingramcontent.com/pod-product-compliance
Lightning Source LLC
Chambersburg PA
CBHW081306130726
47998CB00010B/2951